肝将军的铁血柔情

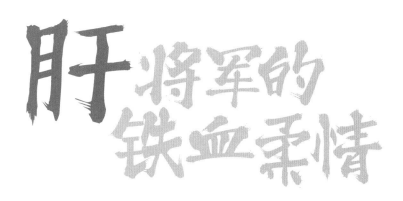

中国日报新媒体 ○ 联合监制

春芽 ○ 著

瓦西李　苏奕妍 ○ 绘

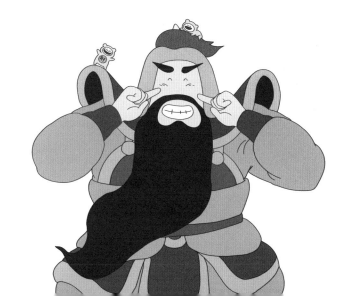

CTS K 湖南科学技术出版社 · 长沙

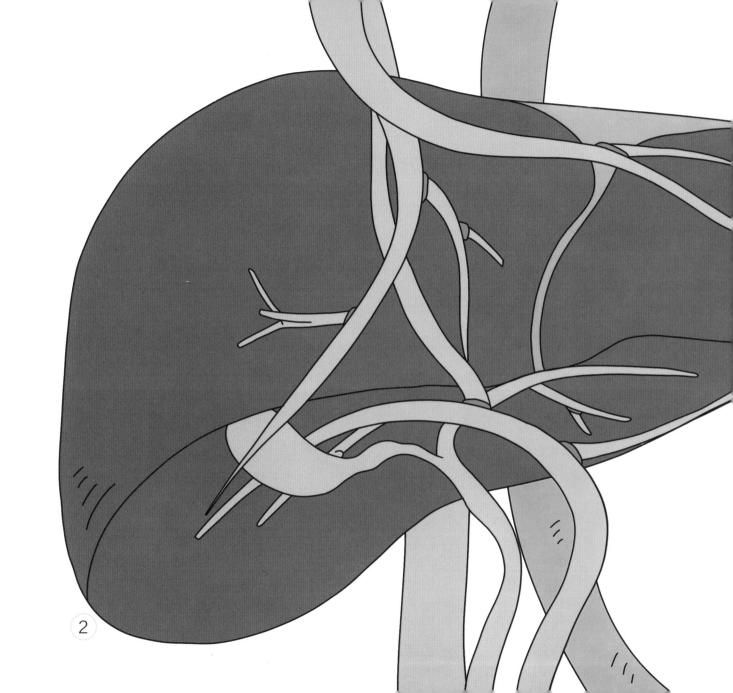

人体中有一位智勇双全的**大将军**，
它就是我们的**肝脏**。

肝脏性格**直爽**、**刚强**，
人们也把它称为"**刚脏**"。

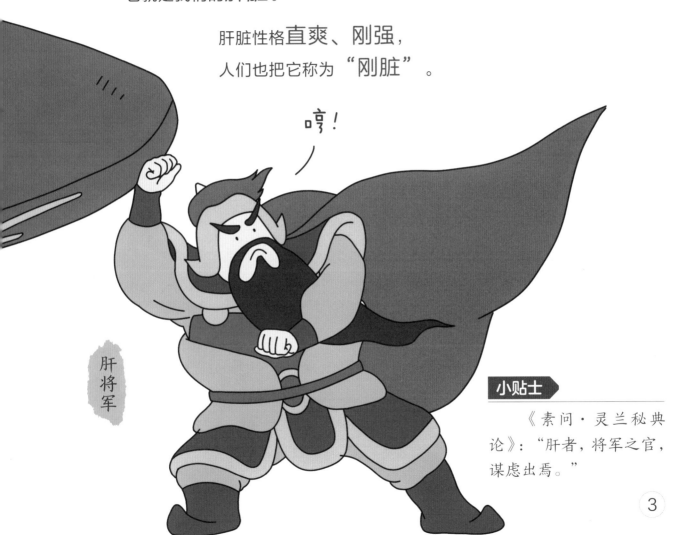

哼！

肝将军

小贴士

《素问·灵兰秘典
论》："肝者，将军之官，
谋虑出焉。"

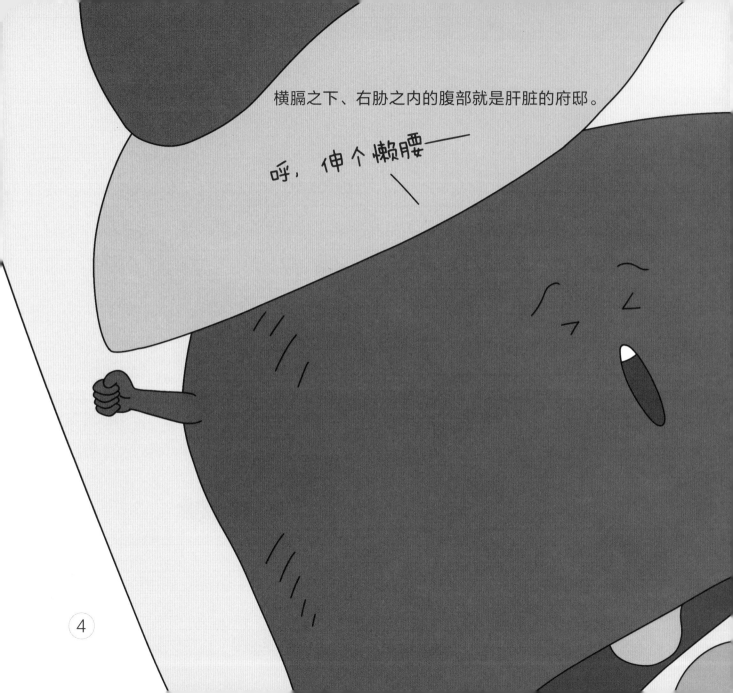

横膈之下、右胁之内的腹部就是肝脏的府邸。

呼，伸个懒腰——

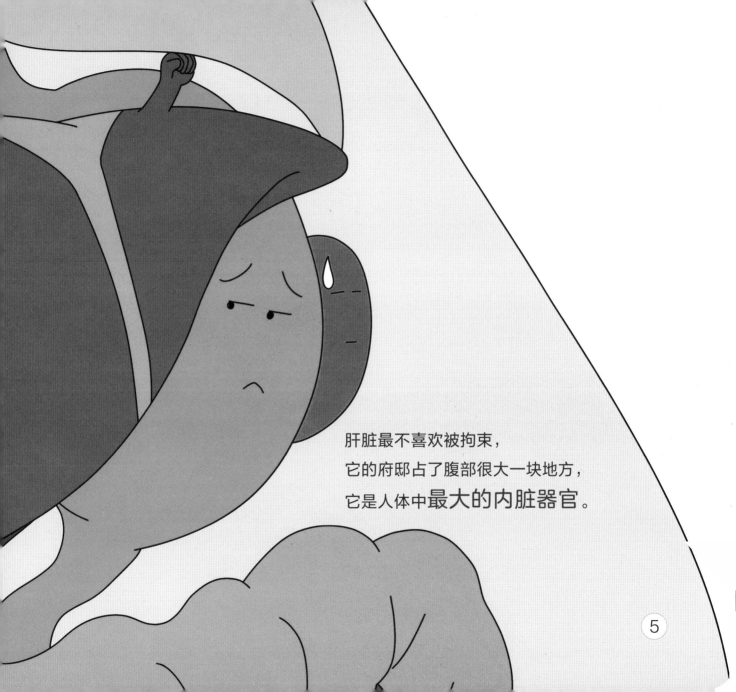

肝脏最不喜欢被拘束，
它的府邸占了腹部很大一块地方，
它是人体中**最大**的内脏器官。

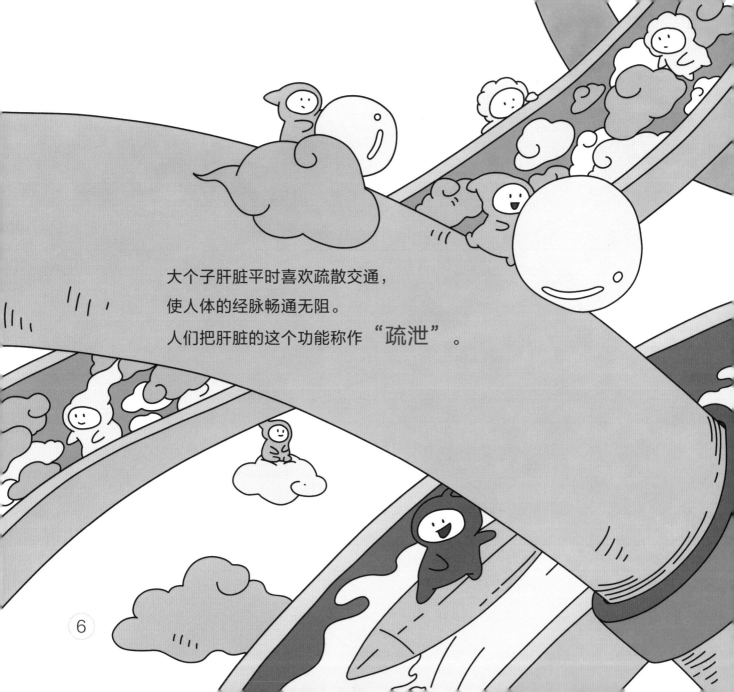

大个子肝脏平时喜欢疏散交通，
使人体的经脉畅通无阻。
人们把肝脏的这个功能称作"疏泄"。

因为经脉是人体营养运输的主要通道，
所以肝脏的疏泄功能为人体脏腑、形体获得营养提供了交通保障。

肝脏虽然为脏腑王国做出了重要的贡献，
但也给脏腑王国的很多小伙伴带来了不少困扰，
它的情绪太不稳定了。

哇呀呀呀呀——

作为人体中的大将军，
肝脏的眼里容不得沙子，
面对一些不公正的事情，它总会勃然大怒。

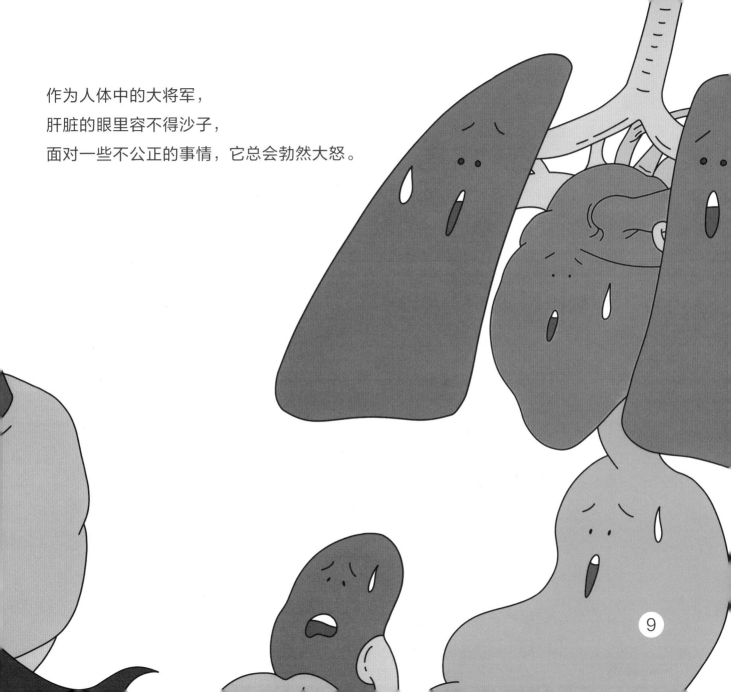

9

每当肝脏大发雷霆时，
肝脏的小助手——肝气
就会驱使人体的气血
向头部快速运行。

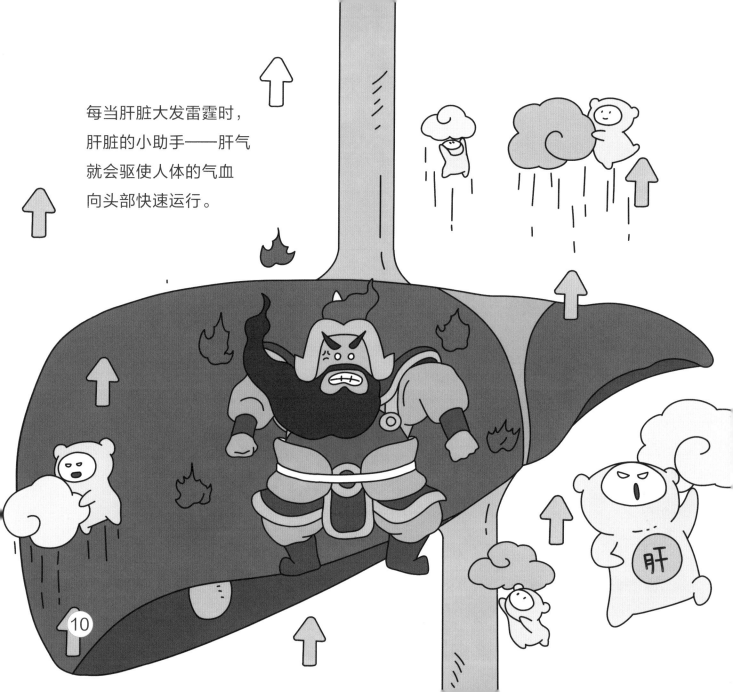

于是，人们就会**怒目圆睁**、**面红耳赤**，甚至出现**头晕目眩**。

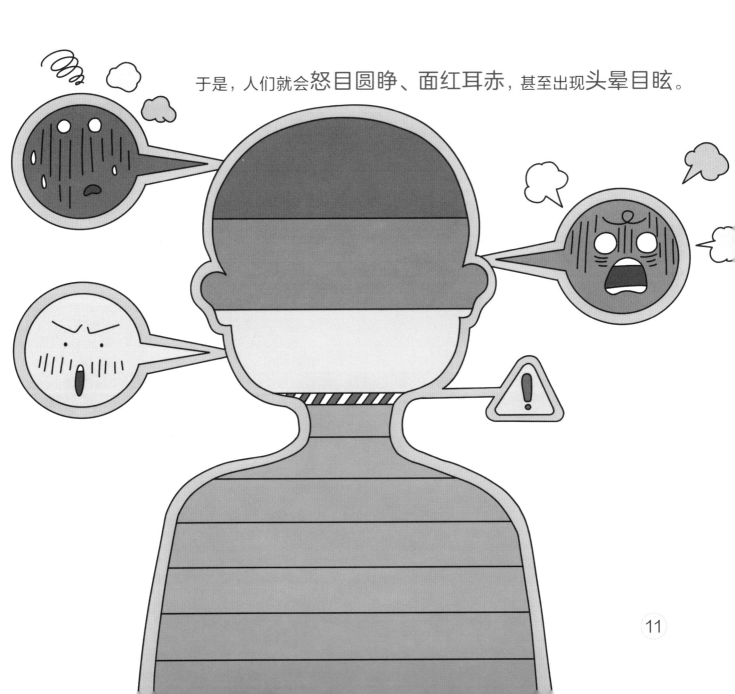

除了头部，我们的脾胃也会受到牵连。

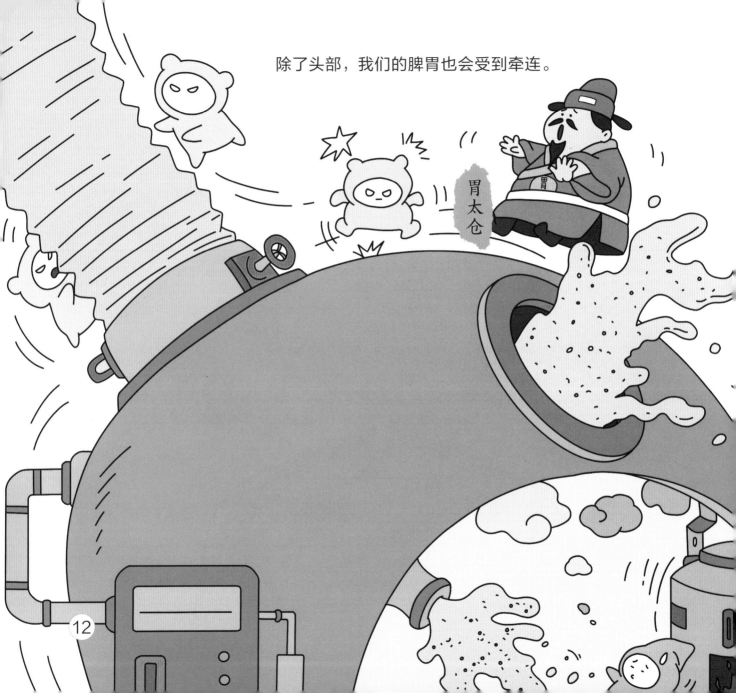

肝气在驱使气血向头部运行时，

也可能会使脾的运化功能出现混乱，甚至牵动胃里的食糜向上翻涌，

使我们出现恶心、呕吐的症状。

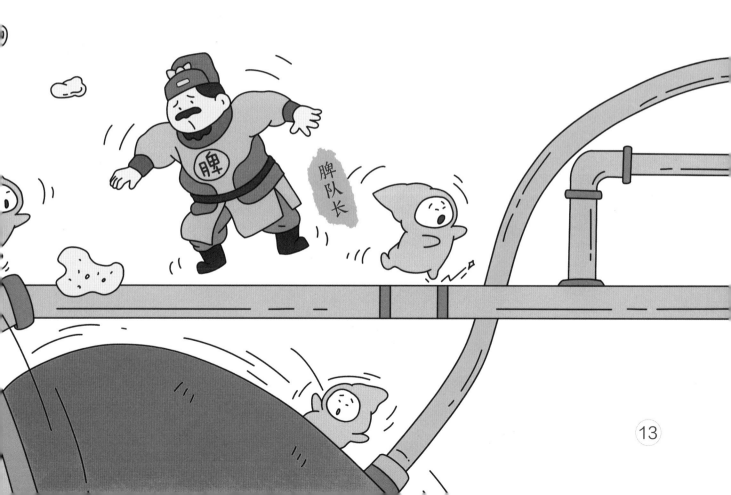

性子火暴的肝脏也有柔情的一面，
面对一些不如意的事情，肝脏同样会郁郁寡欢。

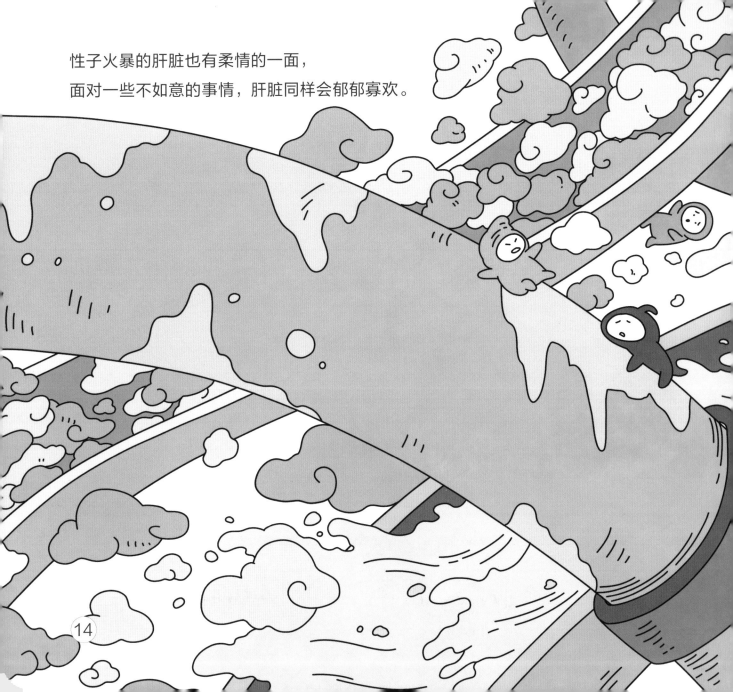

肝脏不开心时，就会丧失工作的热情。

离开了肝脏的疏导，经脉的交通就容易发生堵塞状况。

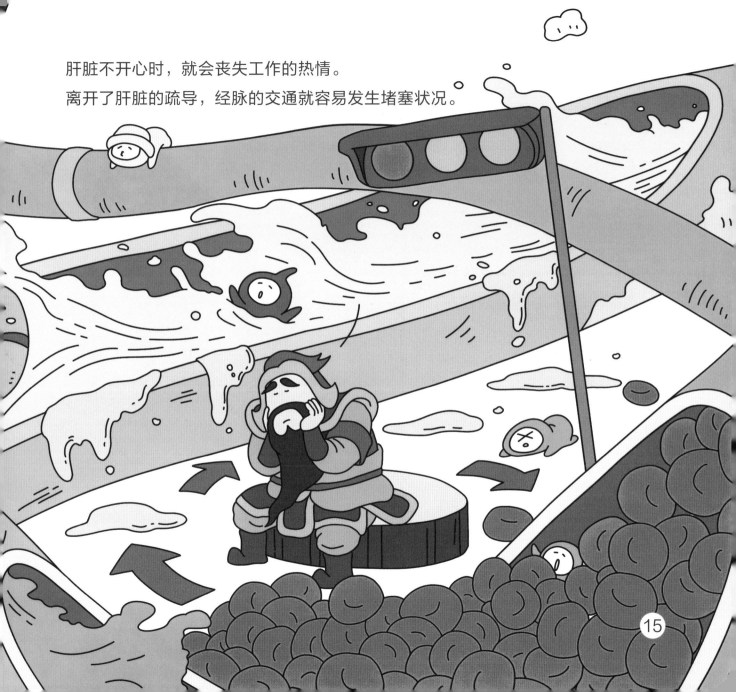

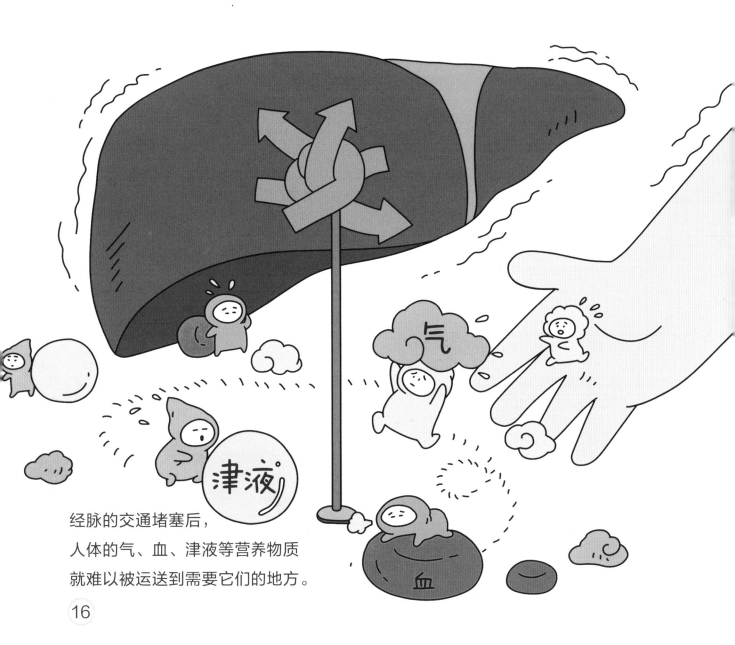

经脉的交通堵塞后，
人体的气、血、津液等营养物质
就难以被运送到需要它们的地方。

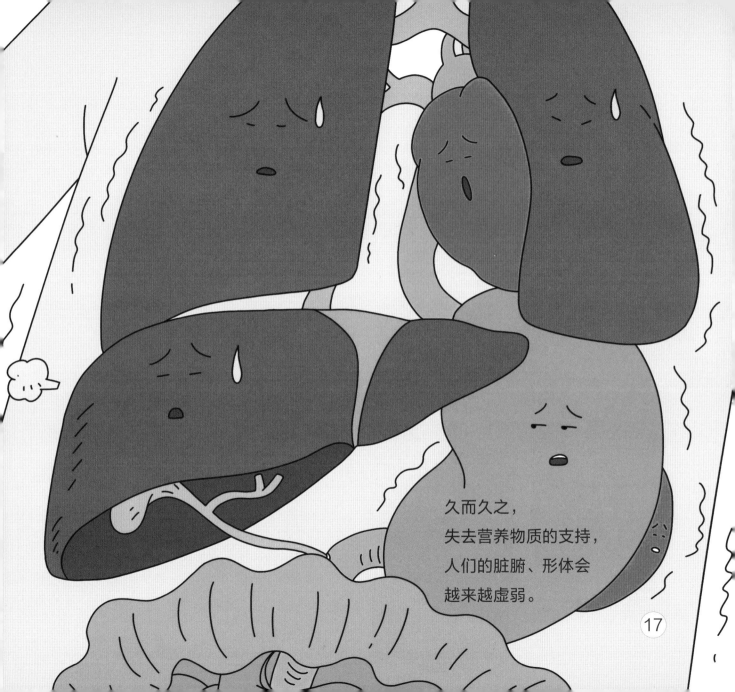

久而久之，
失去营养物质的支持，
人们的脏腑、形体会
越来越虚弱。

17

我国古代著名的医生张仲景就治疗过一位肝气郁结的病人。

张仲景有"医圣"之称，他曾担任长沙太守，并开创了中医坐堂行医的先河。

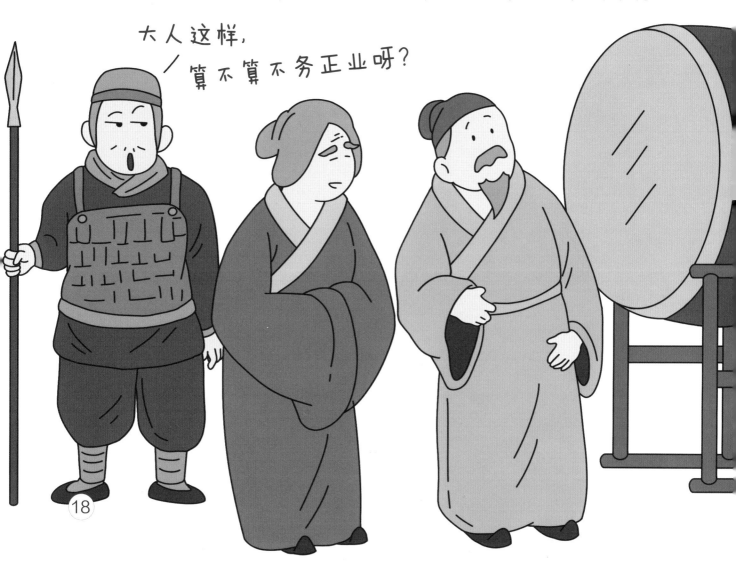

张仲景担任长沙太守期间，恰逢长沙连年瘟疫流行，
为了拯救黎民百姓，他公然打破官府戒律，
每月定时在衙门大堂行医坐诊。
从此以后，坐在药铺里诊病的医师
就有了一个新的名字——"坐堂医"。

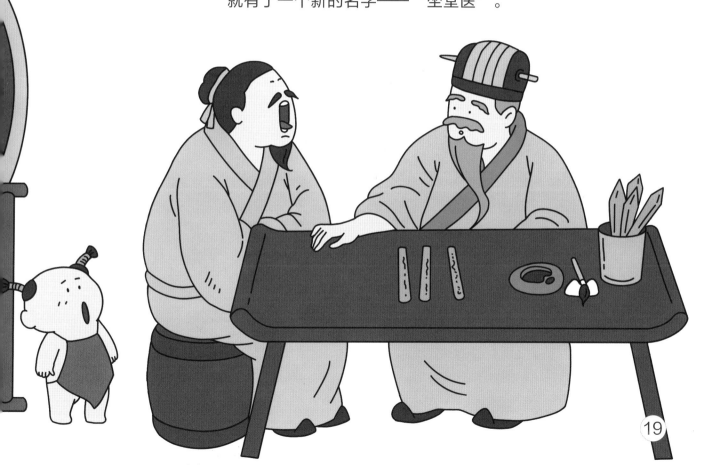

有一位叫沈槐的医生，因为担心无人继承他的医术而闷闷不乐，久而久之，身体越来越萎靡不振，最终卧床不起。

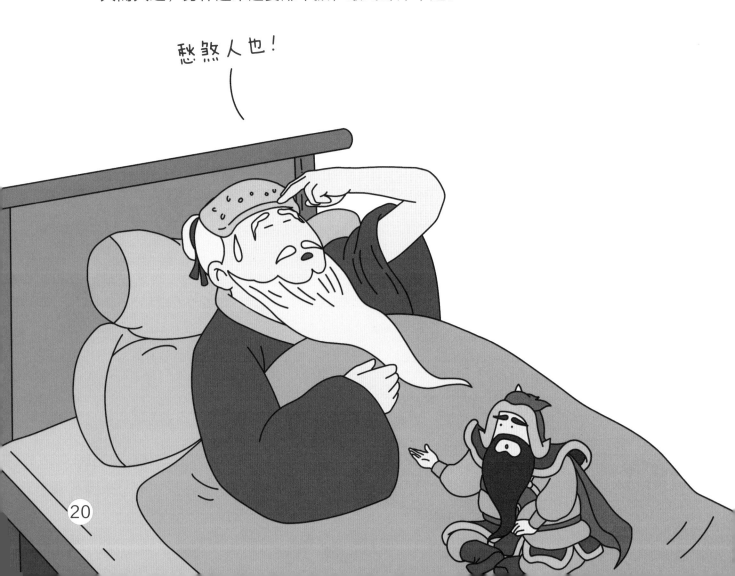

张仲景得知沈槐生病后，
急忙前来探望沈槐，
并给沈槐开了
一个奇怪的药方——
一顿服下五斤五谷杂粮。

这样也行？

五斤

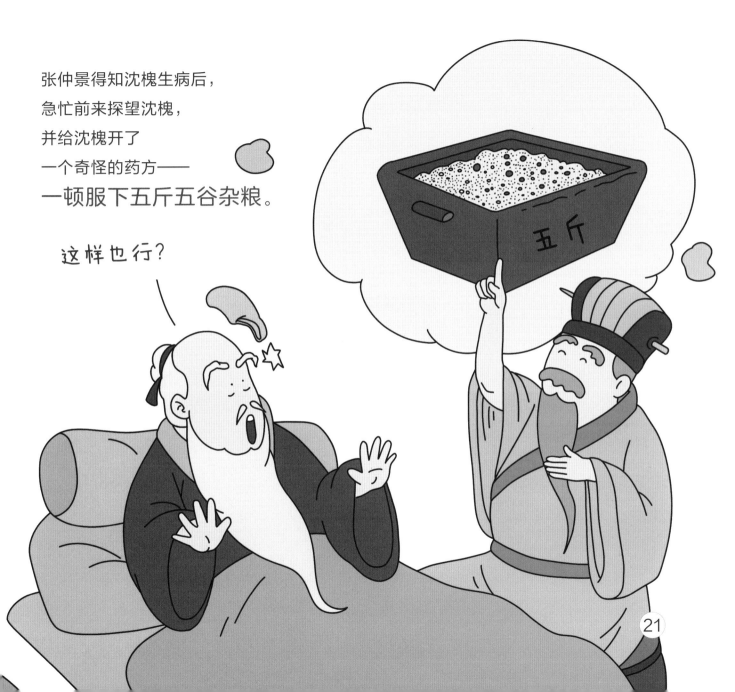

沈槐看到药方后哈哈大笑，
说："张仲景也不过如此，一顿服下五斤五谷杂粮，
老夫会立刻撑死的。"

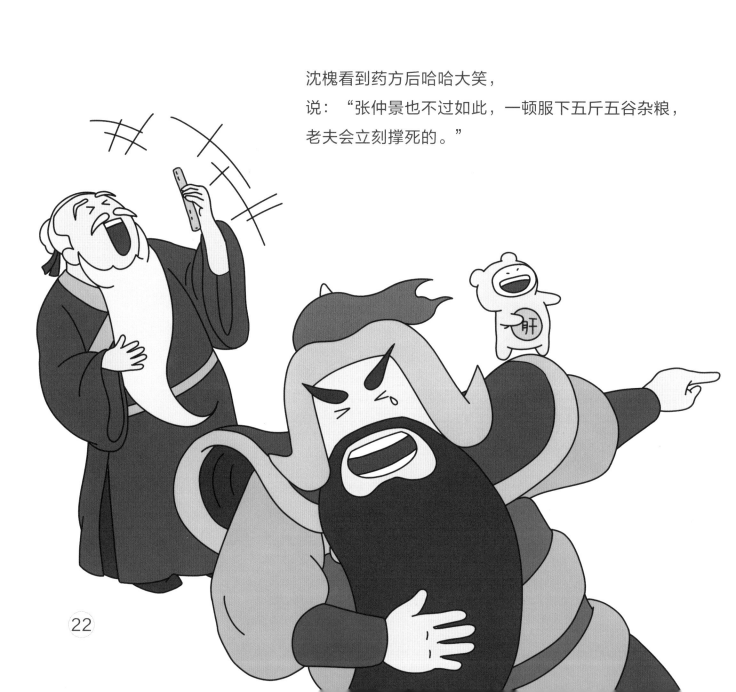

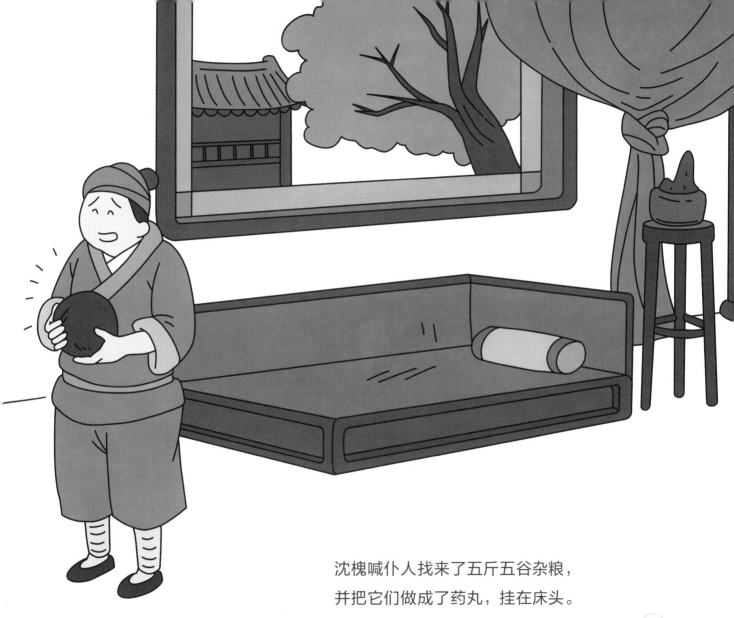

沈槐喊仆人找来了五斤五谷杂粮，
并把它们做成了药丸，挂在床头。

每逢有朋友来探望他时，
他就笑眯眯地指着挂在床头的药丸，
向朋友嘲讽张仲景。

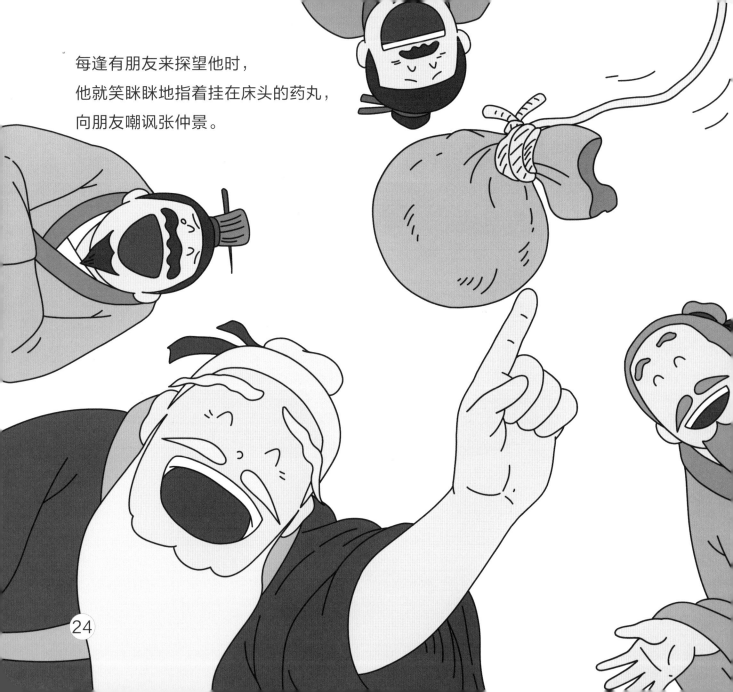

24

过了一段时间，张仲景又来探望沈槐，

他看见沈槐眉飞色舞，

一改之前萎靡不振的状态，

就对沈槐说："恭喜沈先生，您的病痊愈了。"

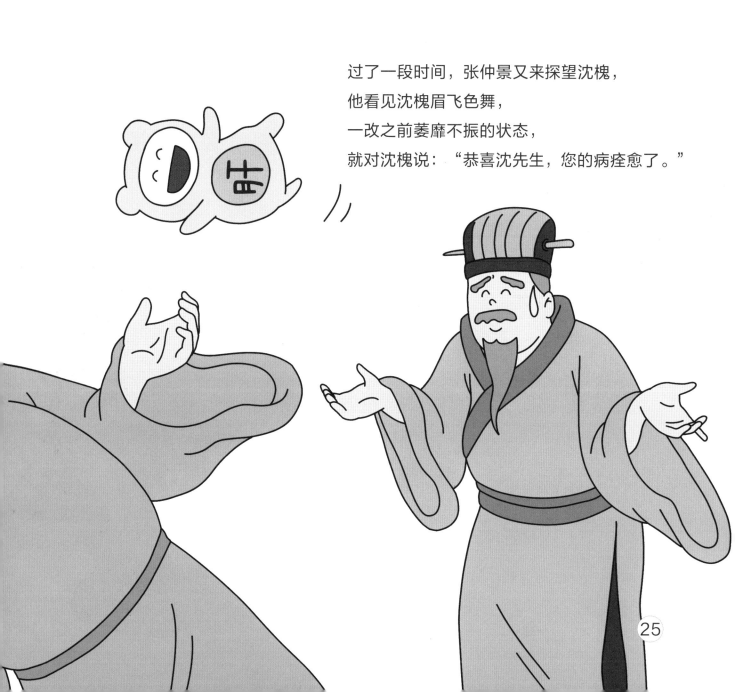

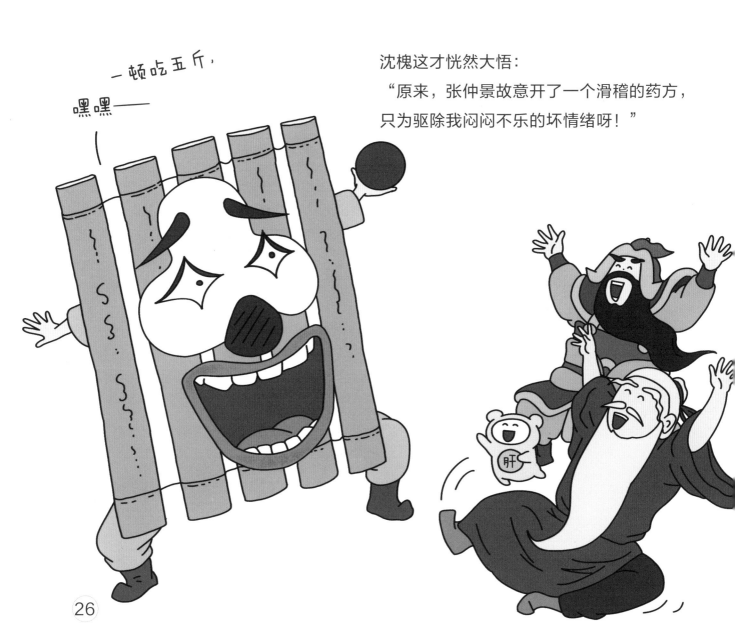

一顿吃五斤，

嘿嘿——

沈槐这才恍然大悟：

"原来，张仲景故意开了一个滑稽的药方，只为驱除我闷闷不乐的坏情绪呀！"

这个故事告诉我们：当肝脏郁郁不乐时，
人体运输营养的通道也会堵塞不通，导致脏腑、形体失去营养而萎靡不振。

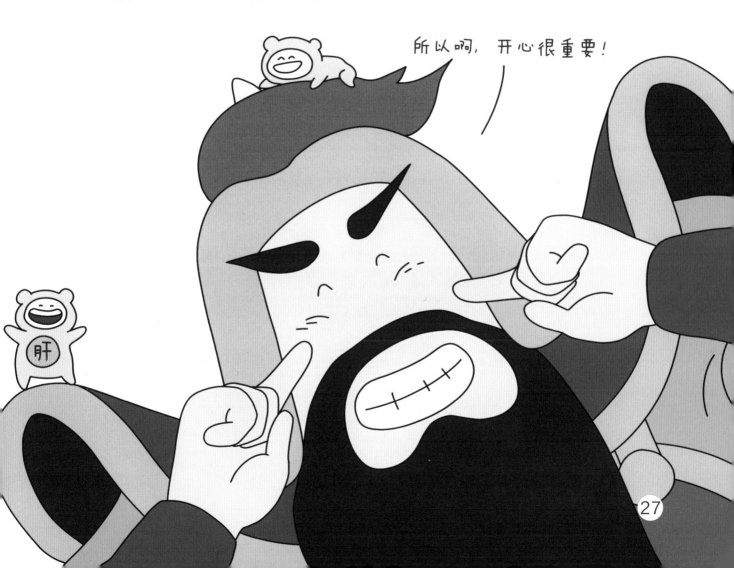

肝脏的疏泄功能
不仅可以保障经脉通畅，
还能调控胆汁的排泄。

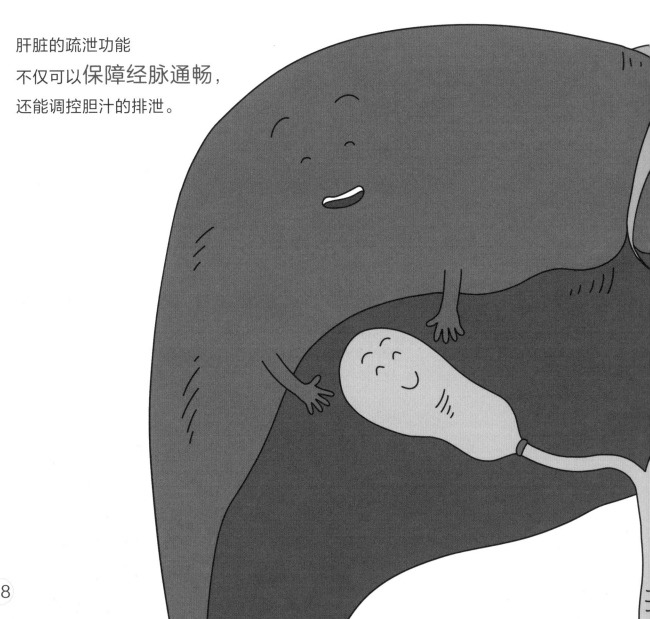

胆是肝脏的邻居，
也是肝脏的好朋友，
人们常常用**肝胆相照**
来形容它们的亲密关系。

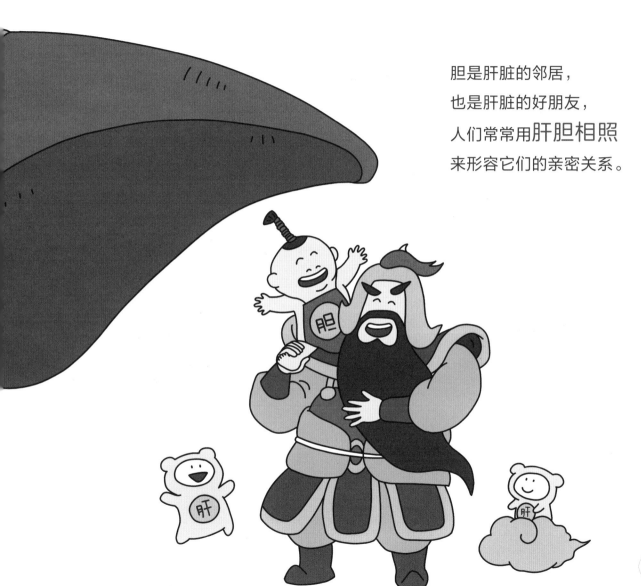

胆就像一个小口袋，口袋里装着能促进饮食消化吸收的胆汁。

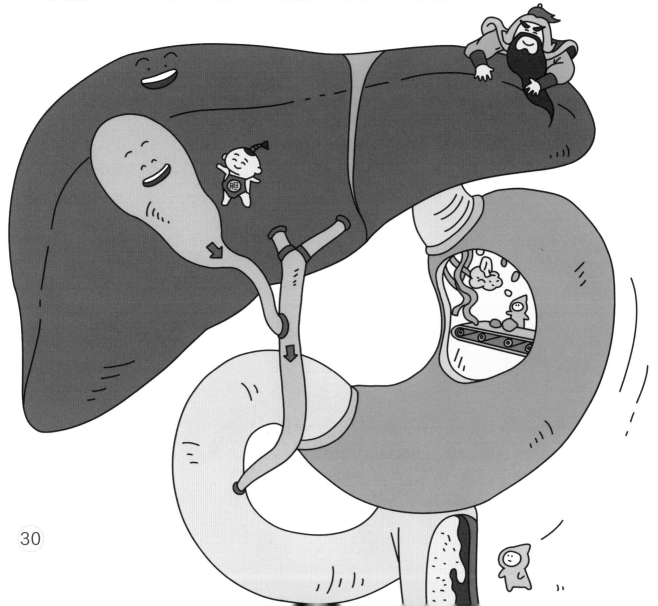

当肝的疏泄功能正常时，胆汁排泄的通道才顺畅，
胆汁从通道中慢慢排入肠道，饮食的消化吸收便能正常进行。

当肝的疏泄功能异常时，胆排泄胆汁的通道就会堵塞，
而肠道失去了胆汁的辅助，
食物的消化吸收就会大受影响。

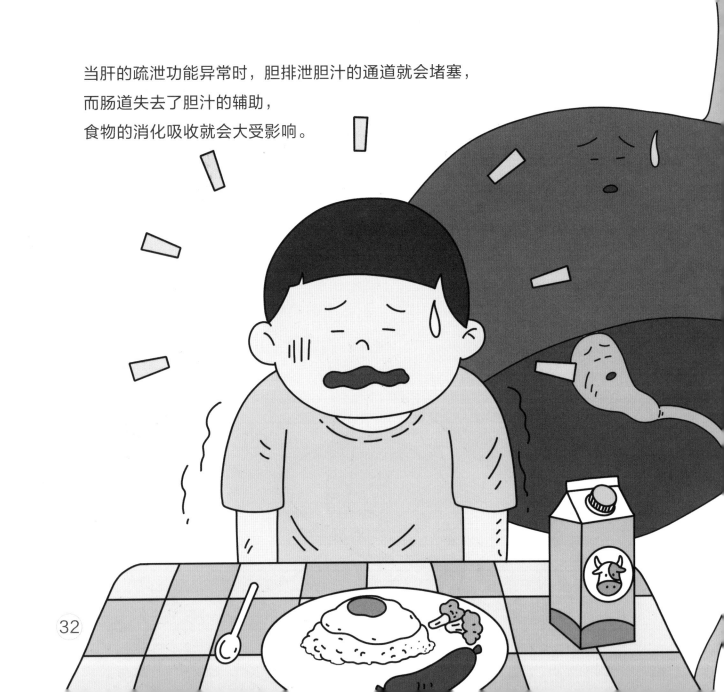

此时，人体就会通过
食欲减退、口苦、厌油、黄疸等异常表现向我们发出警报。
提示我们，体内胆汁的排泄出现了异常。

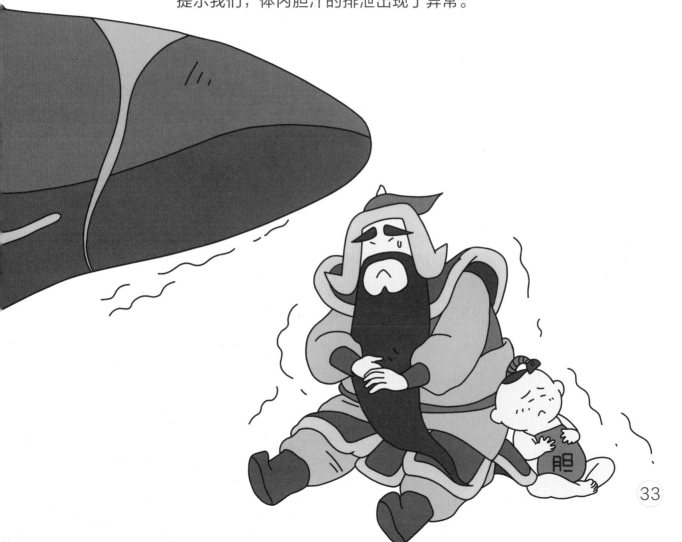

除了疏导经脉、排泄胆汁，
肝脏还可以像大血库一样储存血液、调节血量。
肝脏的这个功能叫作肝藏血。
当人体剧烈运动或者情绪激动时，
肝脏会把储存的血液推送到人体各处，
满足人体所需。

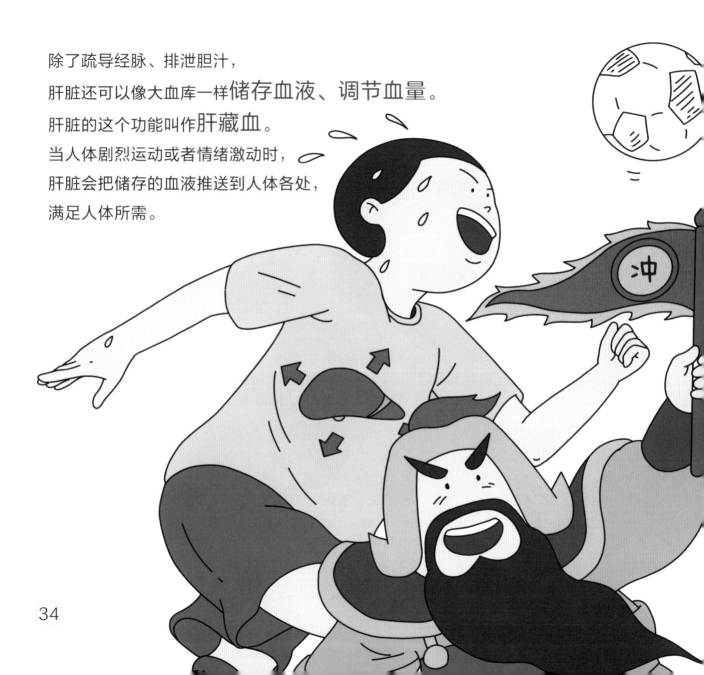

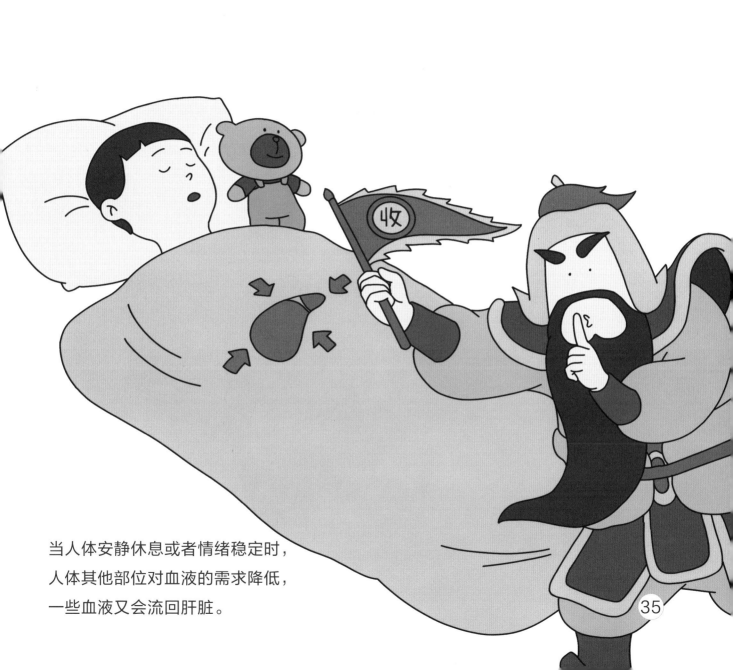

当人体安静休息或者情绪稳定时，
人体其他部位对血液的需求降低，
一些血液又会流回肝脏。

35

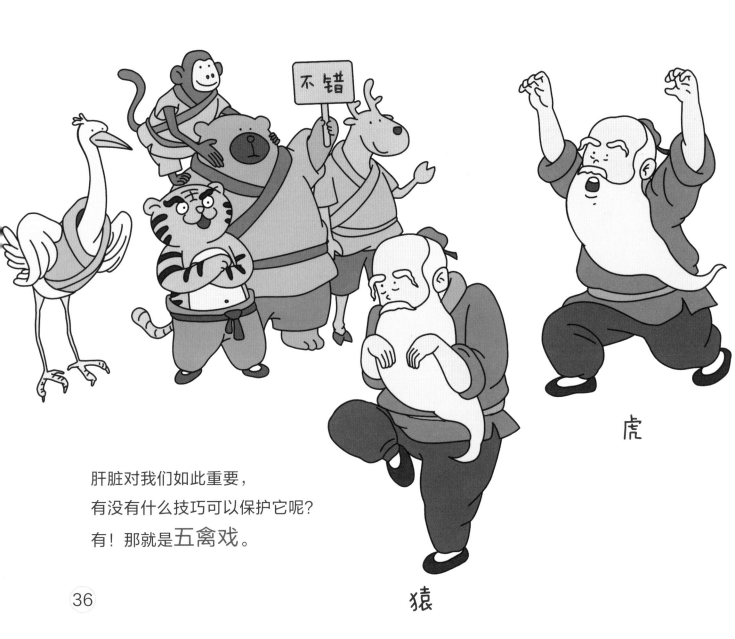

不错

虎

猿

肝脏对我们如此重要，
有没有什么技巧可以保护它呢？
有！那就是**五禽戏**。

36

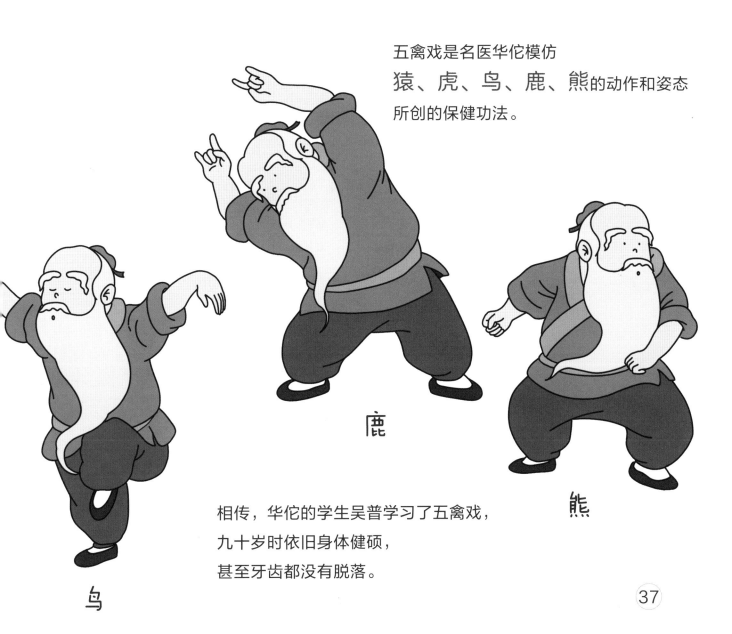

五禽戏是名医华佗模仿

猿、虎、鸟、鹿、熊的动作和姿态
所创的保健功法。

鹿

熊

相传，华佗的学生吴普学习了五禽戏，
九十岁时依旧身体健硕，
甚至牙齿都没有脱落。

鸟

五禽戏中的虎戏分为**虎举**、**虎扑**两式，具有很好的调养肝脏的效果。

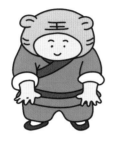

①两手置于髋前，
　掌心向下，十指
　撑开

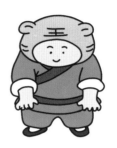

②十指弯曲呈虎爪状

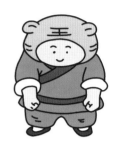

③两手外旋，然后由
　小指开始，五指握
　拳，拳心相对

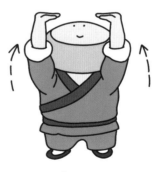

⑤十指松开成掌举至头顶，
　手臂伸直虎口相对，注
　视双掌

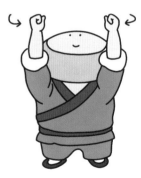

⑥两掌虎爪随即
　外旋握拳

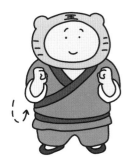

④两拳沿体前缓慢
　上提至胸前

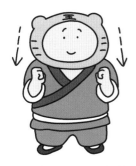

⑦两拳下拉至胸前

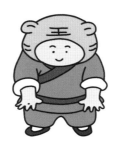

⑧再落至前髋，
　回到起始动作

⑨重复以上动作三遍

虎扑

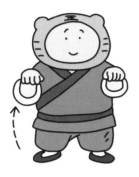

①握空拳，沿身体两侧提至胸侧

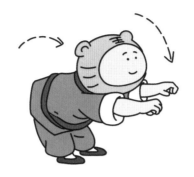

②两手向前呈虎爪状，上体前扑，挺胸塌腰视前方

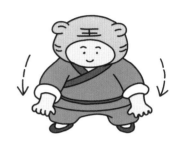

③屈膝，两手向下划弧至膝侧

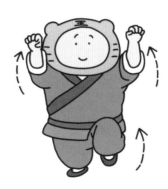

⑤重心移至右腿，提左腿两手向上划弧

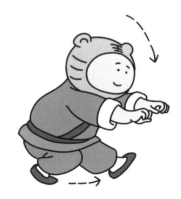

⑥左腿向前迈出，右腿屈膝。两手变虎爪，向前向下至膝前两侧

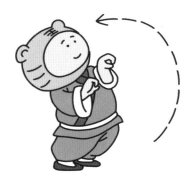

④两拳沿体前缓慢
上提至胸前

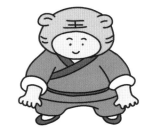

⑦左脚收回，两膝弯曲，
两手划至膝两侧

⑧换右脚重复④—⑦动作

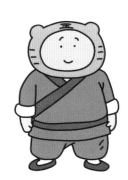

⑨直立，双手自然垂于体
侧，目视前方，完毕

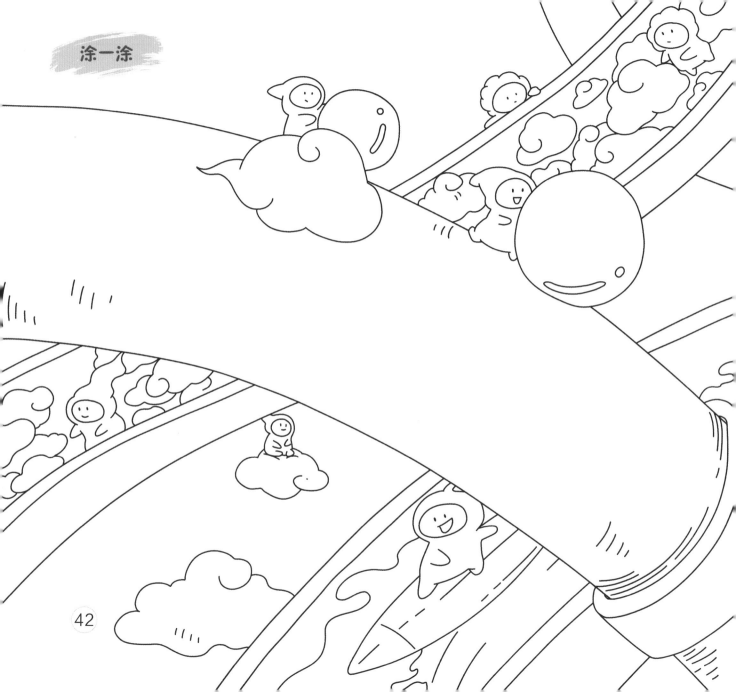

42

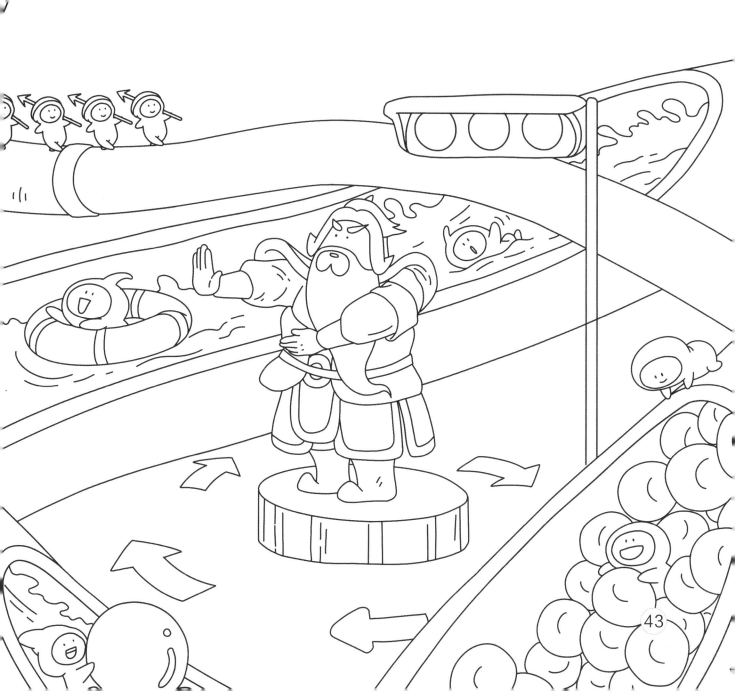

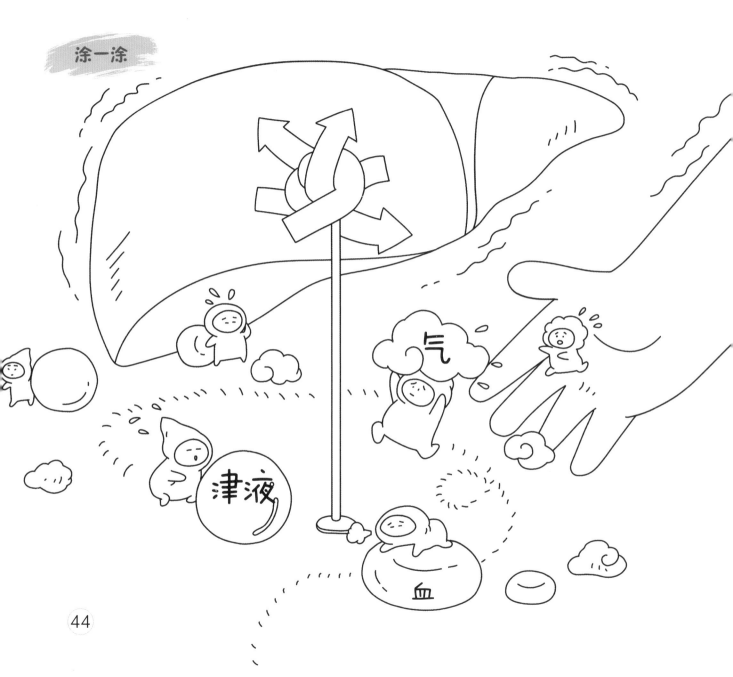

44

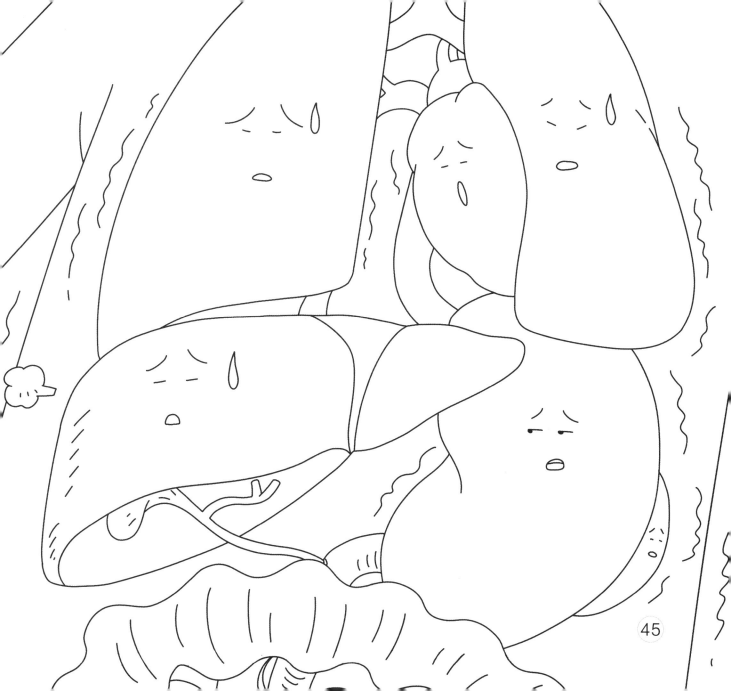

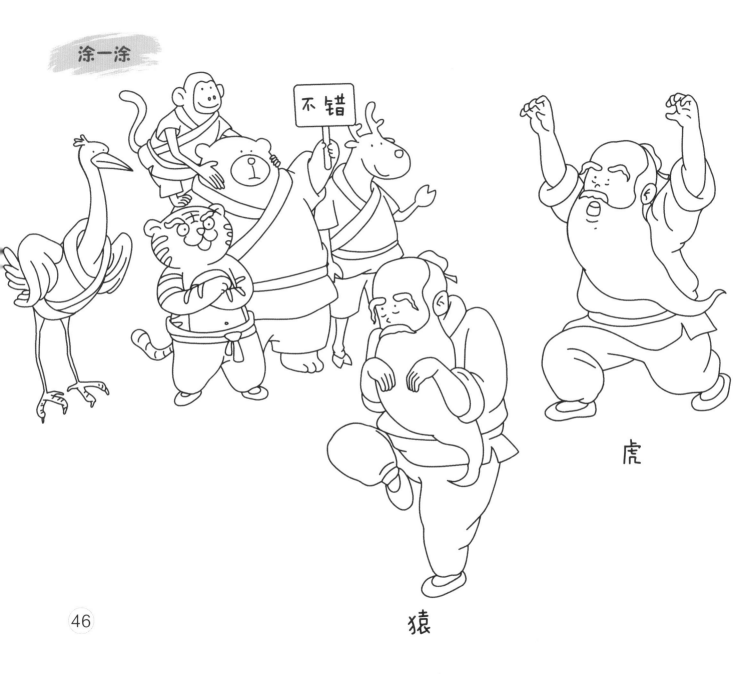

涂一涂

不错

猿

虎

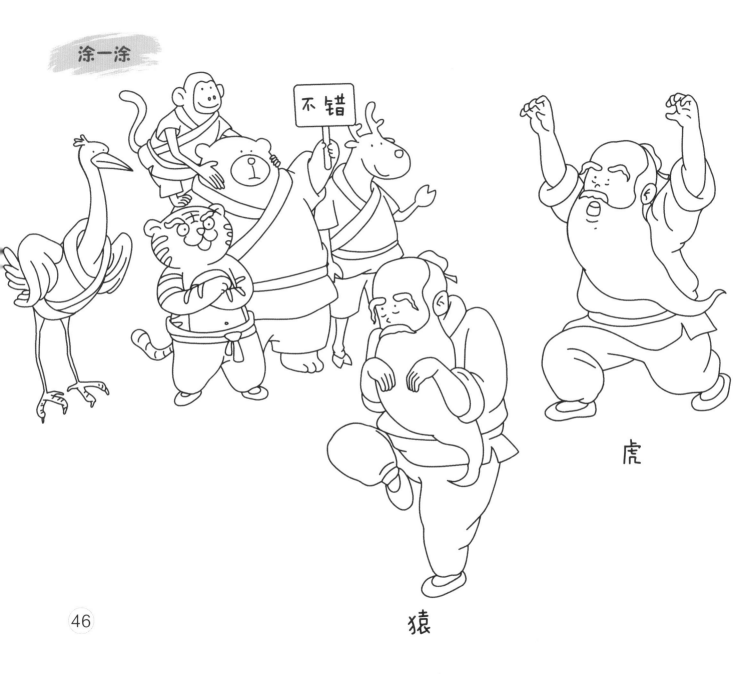

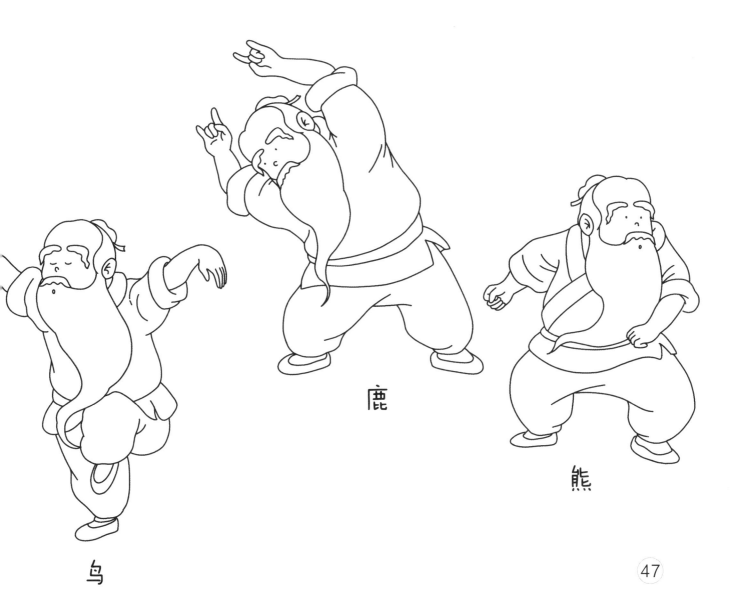

鹿

熊

鸟

图书在版编目（CIP）数据

肝将军的铁血柔情 / 春芽著；瓦西李，苏奕妍绘. — 长沙：湖南科学技术出版社，2023.11
（我是小中医）
ISBN 978-7-5710-2547-2

Ⅰ.①肝… Ⅱ.①春… ②瓦… ③苏… Ⅲ.①中国医药学—儿童读物 Ⅳ.①R2-49

中国国家版本馆 CIP 数据核字(2023)第 226853 号

WO SHI XIAOZHONGYI
我是小中医
GAN JIANGJUN DE TIEXUE ROUQING
肝将军的铁血柔情

著　者：春　芽
绘　者：瓦西李　苏奕妍
出 版 人：潘晓山
责任编辑：邹　莉　张叔琦
出版发行：湖南科学技术出版社
社　　址：长沙市芙蓉中路一段 416 号泊富国际金融中心
网　　址：http://www.hnstp.com
湖南科学技术出版社天猫旗舰店网址：
　　　　　http://hnkjcbs.tmall.com
邮购联系：0731-84375808
印　　刷：湖南省众鑫印务有限公司
　　　　　（印装质量问题请直接与本厂联系）
厂　　址：长沙县榔梨街道梨江大道 20 号
邮　　编：410100
版　　次：2023 年 11 月第 1 版
印　　次：2023 年 11 月第 1 次印刷
开　　本：889mm×600mm　1/12
印　　张：4
字　　数：24 千字
书　　号：ISBN 978-7-5710-2547-2
定　　价：26.00 元